DES

MALADIES INFECTIEUSES

AIGUËS & CHRONIQUES

CONSIDÉRATIONS GÉNÉRALES

SUR LA NATURE
LES CAUSES ET LE TRAITEMENT DE CES MALADIES

RAPPORTS DES MALADIES INFECTIEUSES ENTRE ELLES

PAR

Le Docteur Jules JASIEWICZ

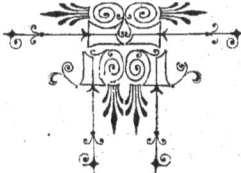

NICE

IMPRIMERIE VICTOR-EUGÈNE GAUTHIER ET Cᵒ

27, Avenue de la Gare, 27

1888

DES

MALADIES INFECTIEUSES

AIGUËS & CHRONIQUES

CONSIDÉRATIONS GÉNÉRALES

SUR LA NATURE
LES CAUSES ET LE TRAITEMENT DE CES MALADIES

RAPPORTS DES MALADIES INFECTIEUSES ENTRE ELLES

PAR

Le Docteur Jules JASIEWICZ

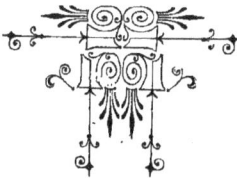

NICE

IMPRIMERIE VICTOR-EUGÈNE GAUTHIER ET Cᵒ

27, Avenue de la Gare, 27

1888

MALADIES INFECTIEUSES

AIGUËS ET CHRONIQUES

CONSIDÉRATIONS GÉNÉRALES

SUR LA NATURE

LES CAUSES ET LE TRAITEMENT DE CES MALADIES

RAPPORTS QUI EXISTENT ENTRE ELLES

I

Les maladies ont une *genèse* et une *étiologie* multiples. Mais si, d'après les données actuelles de la *bactériologie*, nous voulons seulement en indiquer la *cause déterminante*, nous trouvons cette cause première dans l'invasion de l'organisme par des êtres infiniment petits, animaux ou végétaux, peu importe, désignés sous le nom de *bactéries*.

Quelles maladies en effet chez l'homme reconnaissent cette origine bactéridienne? Voici la nomenclature de celles qui ressortissent à la pathologie interne (1) : 1° Erysipèle, inflammations puerpérales, arthrites et rhumatisme, endocardite et myocardite infectieuses, néphrites infectieuses, tétanos (2) ; — 2° Les pneumonies, broncho-pneumonies, pleurésies, péricardites, péritonites, méningites ; — 3° La diphthérie ; — 4° La blennorrhagie, l'ophthalmie purulente des enfants ; — 5° La fièvre typhoïde ; — 6° Le typhus à rechutes, la fièvre typhoïde bilieuse (fièvre récurrente) ; — 7° La dysenterie ; —

(1) *Les bactéries et leur rôle dans l'anatomie et l'histologie pathologiques,* par Cornil et Babès, 2ᵐᵉ édition, 1886.

(2) Association médicale italienne, section de Pavie, 1887, communication du Dʳ Bonome sur l'étiologie du tétanos ;—*Revue scientifique* du 25 février 1888 : La nature et l'origine du tétanos, par M. Verneuil.

8º La fièvre jaune ; — 9º L'atrophie jaune aiguë du foie ; — 10º La fièvre intermittente ; — 11º Le choléra ; — 12º La morve ; — 13º Les fièvres dites éruptives ; — 14º La grippe, la coqueluche, le goître endémique, l'anémie pernicieuse, le diabète, diverses dermatoses ; — 15º La tuberculose ; — 16º La lèpre ; — 17º La syphilis ; — 18º La rage.

Dans les affections aboutissant à la suppuration (furoncle, anthrax, phlegmon, abcès, phlébite, etc.), les bactériologistes décrivent huit variétés de bactéries, parmi lesquelles le *staphylococcus aureus* a été signalé dans la fièvre puerpérale, l'endocardite ulcéreuse, la pneumonie gangréneuse, la méningite cérébro-épinale, la pleurésie purulente, la néphrite parenchymateuse, le tétanos, etc. ; le *micrococcus pyogenes tenuis* dans les épanchements pleurétiques ; le *streptococcus pyogenes* dans l'érysipèle et la pleurésie, etc.

L'érysipèle serait dû à des *streptococci en chaînettes,* qui se rapprochent beaucoup des *streptococci pyogenes* du phlegmon ; — la fièvre puerpérale est causée, suivant Pasteur et Doléris, par quatre variétés de microorganismes, que Chauveau ramène à un seul ; Cornil et Babès signalent surtout le *streptococcus pyogenes* ; — le rhumatisme aigu serait caractérisé par la présence des *micrococci ;* — dans la pneumonie aiguë, primitive, lobaire, on constate le *coccus à capsule* de Friedlœnder ; Talamon a décrit un *coccus lancéolé* et Afanassiew a observé trois variétés de microorganismes ; d'autres observateurs ont indiqué des formes de *pneumococci* variés ; toujours est-il que le *pneumococcus,* auquel on impute la pneumonie, se retrouve dans la salive d'hommes en état de bonne santé ; — on a donné comme microorganismes de la diphthérie diverses variétés de micrococoques ou de bacilles, mais le véritable agent de la diphthérie serait, d'après Lœffler, des bacilles en bâtonnets et en chaînettes, *bacilles de Lœffler ;* Babès signale des *streptococci ;* — la fièvre typhoïde présente des bacilles agglomérés en îlots de *cocci arrondis,* qui isolément affectent la forme de bâtonnets, à contour fin, à substance homogène difficile à colorer ; — les bactéries de la variole et de la rougeole n'ont pas encore été isolées ; — la plus grande obscurité règne sur le bacille de la scarlatine, qu'un médecin anglais pense avoir isolé (1) ; — le bacille de la tuberculose, décrit par Koch, est assez semblable à celui de la diphthérie découvert par Lœffler : il est aussi long, mais moins épais ; — etc.

Presque toutes les maladies, on le voit par cette énumération, sont

---

(1) *Semaine médicale* du 19 octobre 1887 : Rapport de la Société médicale d'Edimbourg sur le bacille scarlatineux d'Edington ; — *Semaine médicale* du 28 décembre 1887 : Communication de M. Crookshank à la Société de pathologie de Londres sur le microbe de la scarlatine de Klein et Power. — Voir également *Semaine médicale,* 1886, pages 231 et 237 ; 1887, page 226.

tributaires de la bactériologie. On serait donc en droit de définir la maladie : *un état morbide résultant de l'introduction dans l'organisme de bactéries, dont le développement détruit l'équilibre entre le mouvement de composition et de décomposition,* c'est-à-dire entre le double courant du dehors au dedans et du dedans au dehors *qui,* suivant la définition de Béclard (1), *résume la vie dans sa plus simple expression.*

Cet état de maladie, d'origine bactéridienne pour le plus grand nombre des cas, serait caractérisé par un ensemble de troubles dus à la pullulation des microzoaires et affectant les divers appareils de l'économie, dont les fonctions cessent de s'accomplir normalement.

L'organisme débilité devient-il impuissant à réagir contre la cause morbide, la mort est la conséquence de la maladie : le mouvement de décomposition l'emporte sur celui de composition.

II

Mais cette définition de la maladie préjuge la cause, qui est loin d'être hors de contestation.

Depuis le jour en effet, où le microbe a apparu sur la scène médicale, toute maladie trouve peu à peu son microorganisme. La bactériologie est à la mode, et la cause déterminante, quelle qu'en soit la nature, a caché le rôle des causes prédisposantes.

Malgré la haute valeur des recherches des bactériologistes et les résultats qui en découlent au point de vue prophylactique, bien des points noirs subsistent, bien des divergences existent même dans les questions en apparence le mieux élucidées.

Cornil et Babès, dont le livre est devenu à juste titre classique, ne sont pas d'ailleurs sans poser de nombreux points d'interrogation, et s'ils nous renseignent fort bien sur l'histoire propre des microorganismes et leur mode de culture, on est en droit de se demander jusqu'à quel point la bactérie, type de telle ou telle maladie, a été décrite.

De nouveaux bacilles augmentent de jour en jour la nomenclature du bactériologiste ; on nous dit leurs ravages dans l'économie, mais marque-t-on suffisamment les caractères distinctifs des espèces ? Quel est le véritable microbe de la fièvre puerpérale ? Quel est le pneumococcus de la pneumonie lobaire et ce micrococcus est-il la cause'

(1) *Traité élémentaire de physiologie,* 7ᵐᵉ édition, tome Iᵉʳ, notions préliminaires

réelle de la maladie ou ne devient-il nuisible qu'après la genèse de la pneumonie ? A quels bacilles sommes-nous redevables de la scarlatine, de la rougeole, de la variole ? Voici des streptococci en chaînettes : caractérisent-ils l'érysipèle ou le phlegmon ?

Je sais bien que les procédés de culture servent parfois à diagnostiquer la nature du microorganisme, mais les différences sont si minimes qu'on peut se demander si les microbes ne sont pas sujets à certaines variations morphologiques, suivant le milieu, l'âge, la température, le procédé de culture, et, tout en acceptant des faits parfaitement observés, on doit se tenir dans une sage réserve, ne pas trop multiplier les espèces, en se basant sur une morphologie incomplète (1).

Les difficultés sont donc loin d'être surmontées, et les cliniciens ont raison de se mettre en garde contre des déductions prématurées.

Restant sur le terrain des maladies infectieuses aiguës et chroniques, du ressort de la pathologie interne (fièvre typhoïde, typhus exanthématique, typhus cérébro-spinal, variole, rougeole, scarlatine, érysipèle, que Borsieri (2) avait déjà rapproché des exanthèmes fébriles, diphthérie, tuberculose, cancer, etc.), j'avoue que je suis bien tenté de n'admettre, jusqu'à plus ample informé, que la notion vague du *virus*, poison humain naissant sur place dans certaines conditions, ou bien venant du dehors et affectant de préférence les sujets prédisposés, le microbe ou la bactérie servant de véhicule à ce virus, d'agent de transmission capable de se transformer selon les cas ou même étant différent suivant les circonstances. Et, vu la quantité de micro-organismes trouvés à l'état sain comme dans les états morbides, il me paraît assez probable que les *schizomycètes* ne jouent que ce rôle accessoire, puisque la maladie, le fait est incontesté, ne produit ses ravages que chez l'individu prédisposé, en état de réceptivité.

L'incertitude plane toujours sur la nature réelle des maladies septiques. Qui a raison de M. A. Gautier avec ses ptomaïnes et ses leucomaïnes, de M. Béchamp avec ses microzymas, des partisans de la doctrine vague de la virulence ou des bactériologistes ?

Les idées nouvelles sur l'action des bactéries n'ont pas d'ailleurs répondu, jusqu'à ce jour, aux espérances des praticiens, et le traitement antiseptique des fièvres zymotiques comme des autres affections de nature infectieuse (pneumonie, tuberculose, etc.) n'a réalisé aucun progrès décisif.

Jaccoud, au sujet du traitement de la tuberculose (3), ne peut s'empêcher de constater que la théorie microbienne n'a conduit à la

(1) Académie des sciences, séance du 12 Décembre 1887 : communication de L. Guignard et Charrin sur les variations morphologiques des microbes.
(2) Instituts de médecine pratique. Traduction Chauffard, Paris 1856.
(3) Leçons de clinique médicale faites à la Pitié (1883-1884). Edition de 1885.

découverte d'aucun antiseptique, capable de remplacer les médicaments déjà usités. La réflexion est des plus justes ; elle doit s'étendre au traitement des maladies fébriles d'origine infectieuse, car les remèdes antiseptiques, les médicaments antizymotiques expérimentés n'ont produit que peu ou point d'effet, quand ils n'ont pas été nuisibles ; et la médication tonique, calmante, antithermique, représentée par l'alcool et par les affusions d'eau froide et même par les bains, reste en honneur, pour la fièvre typhoïde par exemple.

Hippocrate (1) nourrissait déjà ses fiévreux avec de l'hydromel et de la décoction d'orge plus ou moins épaisse ; Galien (2) employait l'eau froide et déclarait expressément qu'il ne perdait aucun des malades affectés du causus, de la fièvre ardente, de la fièvre putride, s'il leur administrait l'eau froide en bains ou en lotions, en temps opportun.

III

Ce qui est en discussion, ce n'est pas la contagiosité des maladies infectieuses ; les faits obligent les plus sceptiques à l'admettre ; mais bien la *nature du contage*, et je voudrais attirer l'attention sur ce point que la nature de la maladie se marque, non pas tant par l'introduction dans l'organisme de tel ou tel microbe, que par la prédisposition du sujet, prédisposition créée par les circonstances de lieu, de climat, de saison, de régime, de résistance plus ou moins grande de l'organisme selon l'âge, le tempérament, les atteintes morbides antérieures, la présence d'un organe de moindre résistance, etc.

Dans un article de *l'Union Médicale* du 21 mars 1885 (3) et dans une communication à la Société Médicale du XVIIᵉ arrondissement (novembre 1885), (4) j'essayais déjà de montrer comment, en temps d'épidémies plus ou moins généralisées, certaines affections avortaient ou s'atténuaient selon que le contage atteignait des sujets, ou en état absolu de non réceptivité ou chez lesquels l'organisme, soit par l'effet d'atteintes antérieures, soit par l'effet d'influences actuelles, résistait plus énergiquement à l'action de la cause morbide, qui arrivait ainsi à produire seulement un minimum d'effets.

(1) *Hippocrate* ; œuvres complètes, traduction de Littré, 1840 : Tome II (*Du régime dans les maladies aiguës*) et appendice, traitement de la fièvre ardente.
(2) *Opera omnia.* Leipzig 1825 : Livres 8, 9, 10 du tome X (*Galeni methodi medendi*, pages 647, 695, 709, 710, 712) et tome XV (de la fièvre ardente).
(3) Considérations sur quelques cas de fièvres éruptives infectieuses avortées.
(4) De l'angine inflammatoire simple et de ses rapports avec les fièvres éruptives zymotiques.

Dans la seconde de ces études, ayant une centaine d'observations à l'appui, je montrais comment, dans des milieux infectés, certains sujets étaient saisis par la cause morbide dominant alors, et chez lesquels, sous l'influence de causes particulières, modificatrices, la maladie déviait.

Ainsi une épidémie d'angine inflammatoire règne dans un établissement scolaire ; un élève est reçu à l'infirmerie et soigné pour une angine ; mais, après sept jours de maladie, vu l'anomalie du processus, le Dr J. Simon est appelé en consultation et diagnostique une fièvre typhoïde (février 1881).

En septembre 1885, l'angine inflammatoire simple, affecte un domestique de ce même établissement, et successivement vingt huit personnes sont atteintes, d'abord le personnel, puis, avec la réouverture des classes, les élèves et deux maîtres, et sur ces vingt huit personnes, quatre présentent bientôt les symptômes de la scarlatine, (l'angine simple observée était évidemment une forme atténuée d'une affection zymotique, malgré la netteté des symptômes ordinaires de l'angine inflammatoire) et une prend la rougeole, avec début par l'angine (dans ce cas, il y a eu évidemment transformation du contage). Et pendant la période de septembre à novembre 1885, où ces faits étaient observés, la diphthérie, la scarlatine, la fièvre puerpérale régnaient dans le quartier, comme en font foi les décès signalés par la statistique municipale.

Au mois de février 1888, j'ai constaté les mêmes phénomènes, mais en sens inverse : une épidémie grave de rougeole éclate dans le petit lycée d'une ville du littoral méditerranéen ; les circonstances me permettent de suivre un des élèves atteints de cette fièvre exanthématique, garçon de 13 ans. La femme de chambre qui le soignait, une demoiselle qui fréquentait la maison, un professeur qui vint lui donner des leçons vers la fin de la période de desquamation, furent successivement affectés d'une angine revêtant tous les caractères de l'angine inflammatoire simple. Dans ces cas, le virus rubéolique s'est atténué et a donné naissance à l'angine. Les individus atteints étaient évidemment en état de résistance suffisant ; ils ont été frappés d'une façon bénigne, bien que les premiers symptômes (céphalalgie, vertiges, fièvre, douleur de la gorge) aient été fort intenses.

Il existe donc une relation certaine entre les diverses maladies infectieuses aiguës ou chroniques : une affection simple, non dangereuse par elle-même, amène par contamination directe une affection plus grave, ou bien selon les conditions inhérentes à l'individu et les circonstances ambiantes, se transforme en une affection d'espèce différente, à première vue, mais dont la nature est la même, la cause de la maladie infectieuse restant une, seuls les malades étant différents.

Les quelques faits suivants, signalés par le professeur Jaccoud (1), viennent à l'appui de cette proposition :

« J'arrive à une autre particularité, qui me paraît présenter un sérieux intérêt. Le choléra éclate à bord du navire, sur lequel cet homme est embarqué (il s'agit d'un malade affecté d'impaludisme) ; il ne le prend pas ; il ne le prend pas davantage pendant la quarantaine d'un mois, qu'il subit à Poulo-Condor dans les conditions hygiéniques les plus mauvaises. Durant tout ce temps, il est évidemment exposé à l'infection cholérigène ; mais il ne la subit point. Or, cet individu était en puissance d'impaludisme, et l'on est forcément amené à se demander si l'infection palustre ne transforme pas l'organisme en un milieu hostile au germe cholérique ; et, à cette question, on sera bien enclin à répondre par l'affirmative, si l'on songe que cet homme est demeuré plusieurs semaines dans un foyer de choléra. Il est vrai que tous les individus exposés aux agents infectieux n'en subissent pas l'influence, et si notre malade était resté tout à fait indemne, nous ne pourrions rien conclure de sa préservation. Mais ce n'est pas ainsi que les choses se sont passées : il n'a pas pris le choléra, mais il a pris une autre maladie infectieuse, la dysenterie ; le fait est assurément digne de considération. Pendant un séjour de plus de deux ans au Tonkin, où la dysenterie règne en permanence, cet individu échappe à la maladie, il en subit les atteintes lorsqu'il est transporté dans un foyer cholérique. Pourquoi cette dysenterie isolée et dépaysée, dans un pareil milieu ? Question bien grave, qui nous met en présence du problème de l'affinité et de l'antagonisme des agents infectants.

« Faut-il ne voir dans cette filiation pathologique qu'une pure coïncidence ? Ou faut-il admettre que l'infection palustre a profondément modifié le milieu de culture représenté par l'organisme, si bien qu'il a réagi d'une façon toute spéciale sous l'influence des germes cholérigènes ? Ce serait alors le terrain pour une part, et non pas le germe seul qui déterminerait les caractères propres de la maladie.

« Entre ces deux interprétations, je ne puis décider ; la ressemblance morphologique du microbe de la dysenterie et du microbe du choléra, ressemblance indiquée par Cornil et Babès, est, dans l'espèce, sans valeur probante ; tout ce que je puis dire en faveur de la seconde interprétation, c'est que le cas de notre malade n'est pas le seul exemple d'infection hétérogène par changement du milieu.

« Il y a plus de vingt-cinq ans, j'ai signalé, dans mes annotations à la clinique de Graves, un fait des plus notables, qui a d'autant plus de valeur qu'il a été recueilli en 1861, à une époque où la pathologie microbienne n'était pas née ; le voici en peu de mots : un brick de

(1) P. 52 des Leçons de clinique médicale faites à l'hôpital de la Pitié (1886-1887), Paris, Delahaye, édition de 1888.

guerre égyptien venant d'Alexandrie arrive à Liverpool, le 22 février 1861, avec la dysenterie à bord ; la maladie sévit sur les Arabes et les Abyssins qui composent l'équipage ; les passagers anglais n'en sont pas atteints. Les malades sont transférés au Southern Hospital ; les hommes en bonne santé sont envoyés, en raison de leur état de saleté, dans l'établissement de bains de Paule-Street ; les personnes qui ont été en rapport avec eux, soit à l'hôpital, soit dans l'établissement de bains, sont pour la plupart tombées malades, mais elles n'ont pas eu la dysenterie, elles ont eu le typhus exanthématique ; le nombre des cas a été de vingt-quatre, dont cinq mortels. Or, il n'y avait pas eu un seul cas de typhus pendant la traversée, il n'y en avait pas non plus à Liverpool au moment de l'arrivée du brick. Qu'on invoque ici l'influence du climat, l'influence de la race, ou, pour parler le langage actuel, l'influence du milieu de culture, peu importe ; le fait certain est celui-ci : les Egyptiens du brick ont apporté la dysenterie, les Anglais de Liverpool ont pris le typus.

« Nous avons donc ici, sur une plus grande proportion et dans des conditions plus précieuses encore, une déviation pathologique analogue à celle qu'a présentée notre malade. Je ne veux rien affirmer quant à l'interprétation de ces faits ; mais, tels qu'ils sont, ils justifient tout au moins la question, par moi soulevée, de l'infection hétérologue par modification du milieu organique. »

M. le professeur Jaccoud, avec la haute autorité de son nom, aurait pu, je crois, tirer de ces faits une conclusion expresse, et si nous trouvons là un exemple de *transformation d'une maladie* par le changement de milieu et d'individus soumis à des conditions spéciales, les faits, que j'ai maintes fois constatés et dont chaque praticien peut suivre la filiation, montrent cette tranformation de la maladie, non plus sous l'influence du changement de milieu et de race, mais sous l'influence de conditions propres à l'individu, qui font qu'un sujet, dans un milieu infecté par l'angine et la scarlatine, a pris la rougeole, un autre la fièvre typhoïde, tandis que dans un milieu infecté par l'érysipèle ou par la scarlatine, une femme qui vient d'accoucher prend la fièvre puerpérale, un blessé la pourriture d'hôpital, etc., selon l'âge du sujet, son état spécial, au point de vue des organes de moindre résistance.

IV

Si nous considérons la *genèse* et l'*étiologie* des maladies infectieuses, qu'il s'agisse de maladies aiguës ou d'affections chroniques, nous devons admettre que ces maladies sont bien le résultat de l'introduction dans l'organisme d'un *poison humain*, dont l'origine première reste à la vérité sinon inconnue, du moins fort obscure, car la maladie, écrit le professeur Jaccoud, dépourvue de spontanéité saisissable, n'est engendrée que par la *transmission de l'homme malade à l'homme sain* (1).

Il n'est pas besoin de rappeler les nombreuses observations, les diverses expériences qui prouvent jusqu'à l'évidence que les maladies infectieuses sont *transmissibles* et *inoculables*. Les faits sont incontestables.

Mais quelle est la nature du poison ?

Les recherches des savants actuels tendent à établir que le *contage*, c'est-à-dire la cause matérielle, la substance organique qui, transportée d'un lieu à un autre, d'un individu à l'autre, y détermine l'apparition d'une maladie analogue ou semblable à celle à laquelle cette substance doit son origine (2), est constitué par des *organismes inférieurs*, dont Cornil et Babès ont tracé l'histoire magistrale.

Mais, nous l'avons déjà dit, si le fait de la contagiosité, de la transmissibilité, de l'inoculabilité de ce contage est incontestable, la spécificité pathogénique des microphytes ou des microzoaires est loin d'être élucidée, et l'étude seule des schizomycètes n'explique pas pourquoi tel microbe produit la variole, tel autre l'érysipèle ou l'infection purulente ou encore la fièvre puerpérale ; pourquoi telle bactérie donne le choléra ou la dysenterie ; pourquoi le contage, transmis par exemple d'un scarlatineux à un sujet en état de réceptivité donne la rougeole ou la diphthérie ? etc.

Il faut donc chercher autre part.

En effet, le contage ou virus, peu importe le mot, la cause morbigène dite première n'est pas tout, car chaque individu porte en soi ou sur soi une certaine quantité de microzoaires, généralement inoffensifs, mais rendus coupables de la maladie après son éclosion. Ainsi, les micrococci, signalés dans la salive d'hommes sains, et qui, sous le nom de pneumococci, deviennent, paraît-il, les agents de la pneumonie lobaire.

A côté du contage, considéré comme cause principale, déterminante, il y a les conditions productrices de l'état de réceptivité, les causes prédisposantes, appelées souvent, pour ne pas dire toujours, à jouir d'une influence prépondérante, non seulement sur l'invasion de la maladie, mais aussi sur sa nature.

Ces conditions sont de deux ordres : les unes inhérentes à l'individu lui-même, les autres au milieu ambiant.

Parmi les premières, signalons *l'âge*.

(1) *Traité de pathologie interne*, tome III, Paris, 1883.
(2) *Dictionnaire des sciences médicales de Nysten*, par Littré et Robin. V. contage.

L'organisme, semble-t-il, est généralement frappé une seule fois par une même variété de maladie infectieuse. Ce peut être le résultat de l'immunité acquise par une atteinte antérieure, mais je pense qu'on ne tient pas assez compte de l'âge, comme prédisposition à telle ou telle maladie. Un adulte n'a pas les maladies de l'enfant, les maux de la vieillesse ne sont pas les mêmes que ceux de la jeunesse ou de l'enfance, non pas seulement en vertu du principe de l'immunité acquise, mais encore et surtout parce que, suivant l'âge, l'organisme offre plus de résistance aux contages, aux causes morbides, ou bien parce que, la structure intime des organes et des tissus étant variable avec les progrès de la vie, les sujets ne sont pas semblablement impressionnés.

Par quelles affections l'enfance est-elle frappée de préférence ? Par des maladies de toute la substance, par des maladies à processus ordinaire rapide.

Une première cause contribue à cette disposition à l'acuité du processus : le manque de résistance de l'organisme mal préparé encore à la lutte pour l'existence ; une seconde cause réside dans la structure anatomique et histologique du corps.

L'enfant naît incapable de résister efficacement aux attaques extérieures, parce qu'il n'a pas encore acquis l'immunité contre les diverses maladies et que l'organisme est encore en voie de formation. Aussi, chez lui, la maladie a-t-elle de la tendance à la généralisation, sauf les localisations spéciales sur les organes de moindre résistance, qui sont alors la peau, dérivée du feuillet externe du blastoderme, la muqueuse, produit en grande partie du feuillet interne, le système nerveux qui, dans la formation successive des systèmes, s'est dessiné le premier sur l'*area germinativa*, d'où, à cette période de la vie, la grande fréquence des exanthèmes (rougeole, scarlatine, variole, érysipèle même) et des enanthèmes (angines diverses, entérites, etc.) et la facile manifestation des accidents nerveux, comme les convulsions et la localisation tuberculeuse sur les méninges, en cas d'invasion de l'organisme par la tuberculose.

L'enfance constitue donc un état particulier de réceptivité, car le mouvement de composition cède facilement à celui de décomposition, et les maladies sont généralisées avec localisations sur les systèmes plus anciens.

Mais l'être avance en âge, les phénomènes de la nutrition s'activent ; les organes digestifs constituent alors les parties de moindre résistance ; et si nous constatons encore les fièvres éruptives proprement dites et les enanthèmes, du moins ces maladies deviennent moins graves par suite de la résistance plus grande de l'organisme ou des attaques antérieures plus ou moins préservatrices. L'adolescent et le jeune homme ne restent pas pour cela indemnes ; à ce moment apparaissent le typhus abdominal et les diverses variétés de la fièvre typhoïde.

L'individu, en voie de développement encore, est affecté dans toute sa substance, avec localisation plus spéciale sur les plaques de Peyer, les glandes de Brunner, de Lieberkühn et les grosses glandes annexes de l'intestin.

Passons à l'âge adulte : la scène change ; les affections de l'enfance sont exceptionnelles, les maladies de l'adolescence et de la jeunesse sont rares, et les processus pathologiques, encore aigus, n'offrent plus au même degré le caractère de généralisation.

Evidemment par cela même qu'il y a état morbide, toute l'économie s'en ressent, mais la médication, tout en s'occupant de parer aux accidents généraux, s'attache à conjurer plus spécialement les accidents locaux, par exemple les accidents de la pneumonie, de la broncho-pneumonie, de la péricardite, de l'endocardite. C'est dans cette période de la vie que la tuberculose pulmonaire est, à mon avis, le plus fréquente ; elle affecte alors une marche qui n'est pas toujours semblable à la tuberculose des jeunes gens. Du reste nous reviendrons plus loin sur ce point.

Mais l'individu décline, vieillit, de nouveau devient un être débile, prêt à succomber sous la moindre atteinte. Et l'état de réceptivité, d'autant moindre que l'organisme se fortifiait et acquérait son plein développement, reprend de nouveau toute sa puissance ; et, vu l'insuffisance des réactions vitales, les affections aiguës cèdent pour ainsi dire la place aux affections à forme atonique, pneumonies ou bronchites, qui tuent le sujet, non pas tant par l'intensité des accidents locaux que par l'affaiblissement général, la maladie devenant alors plus générale que locale, ou aux affections cancéreuses à marche lente, chronique. Le cancer, plus spécial à cette époque de l'existence, constitue en effet une affection de toute la substance avec localisation sur la partie de moindre résistance.

L'origine de la diathèse cancéreuse est des plus vagues. Ne pourrait-on pas la chercher dans la prolifération des globules blancs et le développement anormal des organes lymphoïdes ou d'organes similaires, résultant de l'affaiblissement général de l'organisme, comme cause prédisposante, de la présence d'un contage spécial, comme cause déterminante, d'où la contagiosité, la transmissibilité, l'inoculabilité probable de cette affection. Plusieurs auteurs ont cité des cas de contagion, de transmissibilité d'un époux à l'autre. Ainsi le cas, le plus récemment signalé par le Docteur Duplouy, de Rochefort, d'une femme atteinte de cancer de l'utérus, dont le mari fut affecté d'un épithélioma du gland (1). Et plus nous allons, plus les esprits

(1) Association pour l'avancement des sciences, session de Toulouse 1887.

semblent enclins à admettre cette idée, comme le prouve la communication du docteur Scheurlen (1). Le cancer devrait être ainsi placé dans le cadre nosologique à côté de la tuberculose).

Nous devons donc admettre parmi les conditions inhérentes à l'individu, causes prédisposantes aux maladies septiques, *l'âge et la nature des organes qui constituent les parties de moindre résistance.*

Mais la nature ne va pas par à coups ; tout s'enchevêtre, et il est difficile de limiter l'âge, où finit la prédisposition pour telle maladie, où commence la prédisposition pour telle autre, sans compter les individus qui, par suite de leur organisation spéciale, seront toujours frappés de la même façon. (Récidives des fièvres éruptives, des pneumonies, des angines, etc., etc.)

Les maladies de l'enfance frappent souvent l'adolescent et le jeune homme, plus rarement l'adulte, tout à fait exceptionnellement le vieillard, de même que les maladies de l'âge sénil affecteront la maturité de l'homme, la jeunesse aussi, et l'enfance par exception. Il y a à ce fait diverses causes : d'abord il faut considérer l'âge physiologique, l'âge indiqué par l'usure des organes, plutôt que l'extrait de naissance ; puis il y a les raisons particulières de régime individuel : le sujet, qui pourra avantageusement par l'hygiène et par la nutrition mettre obstacle à la pénétration du contage et compenser les pertes de l'organisme, sera plus à l'abri des atteintes des maladies infectieuses que l'individu soumis à la *misère physiologique* ou tout simplement à de mauvaises conditions d'hygiène ; *les conditions d'hygiène particulière ou d'hygiène du milieu ambiant* ont également leur influence propre plus ou moins active ; enfin *certains états physiologiques ou pathologiques* favorisent l'éclosion de certaines affections.

Par exemple, prenez la jeune fille, au moment où s'établit le flux menstruel. Chacun sait combien ce mouvement naturel influe sur la production de la chlorose, caractérisée par la diminution du nombre des globules rouges, par l'augmentation du nombre des globules blancs, par différents troubles nerveux, et personne ne conteste l'influence de cette chlorose sur la production de la tuberculose.

Prenez maintenant la femme, au moment de la ménopause. Les mêmes phénomènes se produisent : troubles du système nerveux, troubles de la nutrition aboutissant en fait à la leucocytose, au cancer, si fréquent chez la femme arrivée à cet âge critique.

Et qu'on ne l'oublie pas, le cancer est bien une affection générale *à priori*, avec localisation spéciale sur la partie de moindre résistance soit par usure de l'organe, soit à la suite d'un accident extérieur forçant la localisation, et, s'il n'y a pas localisation de la

(1) Séance du 22 novembre 1887 de la Société de médecine interne de Berlin

diathèse, on observera une grave maladie, plus fréquente aux âges tardifs, la leucocythémie (véritable *cancer fluent*), pouvant être accompagnée de ces tumeurs lymphoïdes, comme j'en ai vu des cas fort curieux à l'hôpital Saint-Louis, dans le service d'Hillairet.

Aux conditions inhérentes à l'individu, il ne faut pas omettre de joindre *l'état moral* qui rend l'organisme plus ou moins apte à recevoir les impressions morbides, et certains états qui créent la prédisposition en vertu du principe de la partie *minoris resistentiæ :* que les conditions hygiéniques soient défectueuses, qu'il règne une épidémie de fièvre puerpérale, d'érysipèle, de scarlatine, etc., vous verrez la femme qui vient d'accoucher infectée par la puerpéralité, l'enfant dont le cordon ombilical a été incisé atteint d'érysipèle, la plaie d'un blessé se transformer et revêtir les caractères de la pourriture d'hôpital, que Follin (1) caractérisait par cette dénomination expressive de *typhus traumatique,* de *diphthérite des plaies,* etc.

Enfin est-il nécessaire de répéter que *l'hérédité* joue un rôle dans la production des maladies infectieuses, non pas par la transmission directe du contage, (ce qui d'ailleurs se manifeste dans nombre de cas), mais parce que l'enfant, né de parents malades ou chétifs, apporte par sa débilité originelle la prédisposition aux maladies, comme il peut acquérir, de par son origine, l'immunité contre certaines affections.

L'âge influe non seulement sur la nature de la maladie, mais aussi sur la nature du processus morbide. Règle générale, l'affection est d'autant plus généralisée et aiguë que le sujet est plus jeune et résiste moins aux causes pathogéniques ; l'âge adulte est plus propice aux maladies aiguës et nettement localisées ; la vieillesse est sujette à des affections générales à marche lente ou à des maladies locales, qui paraissent anodines souvent quant aux phénomènes généraux et ont cependant un dénouement rapide par suite de l'affaiblissement de tout l'organisme.

Et lorsqu'une maladie, chronique à l'âge adulte ou dans la vieillesse, frappe un être moins avancé en âge, on constate aussitôt un changement d'allure. Telle est la méningite tuberculeuse de l'enfance, la granulie de la jeunesse, alors que, chez les adultes et les vieillards, la tuberculose est essentiellement chronique.

A ces conditions particulières se rattachent les conditions générales, *les circonstances ambiantes,* soit d'hygiène défectueuse, soit d'épidémicité, etc., ayant d'autant plus d'action sur l'organisme que les conditions individuelles seront plus ou moins propices.

Par conséquent, il est hors de doute que la cause primitive déterminante d'une maladie ne peut avoir d'action que si les circons-

---

(1) *Traité élémentaire de pathologie externe,* tome Ier.

tances d'hérédité, d'état moral, d'hygiène individuelle ou d'hygiène publique, d'épidémicité, d'âge, de nutrition, d'état particulier du tout ou de partie de l'organisme, apportent leur contingent d'influence favorable ou non à l'éclosion de la maladie.

Par suite de ces diverses circonstances, l'homme est saisi par des maladies, différentes peut-être par la nature de l'infection, mais surtout par la variabilité du terrain et des circonstances ambiantes.

V

L'influence des conditions énoncées plus haut sur la production de la maladie infectieuse et sur sa nature me paraît hors de contestation. Mais à côté de ces circonstances personnelles et des circonstances ambiantes, il faut tenir compte des *circonstances plus générales de temps, de race, de lieu, de climat,* etc., dont l'action ne me semble pas moins évidente sur la nature et la genèse des affections septiques.

Autant que les auteurs nous l'enseignent, toutes les maladies n'ont pas existé dès l'antiquité. Si nous pouvons retrouver la fièvre typhoïde et ses diverses formes dans les descriptions d'Hippocrate, de Celse, de Galien, les documents historiques nous autorisent à croire que la variole et la rougeole ont été complètement inconnues des Grecs et des Latins ; ces fièvres zymotiques ont fait leur apparition vers le viie siècle de notre ère. La scarlatine est signalée pour la première fois à Naples par Ingrassias, vers le milieu du xvie siècle. Est-ce à dire que ces maladies ont passé inaperçues ? Ce n'est pas possible, et il est vraisemblable qu'elles se sont en effet développées tardivement, sous l'influence de conditions nouvelles. Et, comme nous ne pouvons pas admettre la spontanéité de la genèse de ces fièvres éruptives, force nous est bien de supposer que certaines formes morbides, connues des anciens, ont dû se modifier, se transformer et devenir ce qu'elles sont aujourd'hui.

Certes, il y a là une part de vérité, si l'on réfléchit que des maladies, autrefois fréquentes, la peste par exemple, ont cédé la place à d'autres épidémies non moins terribles, comme le choléra ; que, du jour où l'inoculation de la vaccine a diminué d'une façon fort sensible le nombre des cas de variole, d'autres maladies, plus ou moins rares autrefois, plus ou moins dangereuses, se sont développées. Aussi les adversaires de la vaccination, heureusement assez rares, se targuent-ils de ces faits pour condamner la belle découverte de Jenner et prétendent-ils que, la variole ayant diminué, les autres fièvres zymotiques ont pris plus de gravité. Dans tous les cas, les médecins peuvent constater que la fièvre typhoïde, fort meurtrière depuis le commencement de ce siècle, est maintenant très atténuée en ses effets, tandis que la rougeole, considérée bien à tort comme une affection bénigne par la multitude, a fait de nombreuses victimes, en ces dernières années, à Paris. De même pour la scarlatine, que Sydenham (1) décrivait comme un mal des plus bénins et qui, dans ces derniers temps, s'est manifestée fort grave à Londres. Qu'on examine attentivement la table des décès publiée périodiquement à Paris par M. Bertillon, et on en retirera des leçons instructives !

Mais si *chaque maladie a son temps de règne*, suivant les siècles, nous pouvons dire que *chaque race* a ses maladies propres, dues aux habitudes particulières, au régime de vie, etc., de même que nécessairement les divers lieux d'un même pays, vu les conditions diverses de la vie individuelle comme de la vie sociale, ne sont pas ravagés de la même façon par les diverses maladies ou par une même maladie. Ces faits sont indiscutables.

Mais il est permis de chercher le pourquoi de ces anomalies, surtout s'il s'agit de maladies considérées absolument comme différentes.

Il est admis que, suivant les *climats*, et par ce mot de climat, j'entends tout ce qui se rapporte au terrain, aux conditions atmosphériques, comme au genre de vie, d'habitudes, de coutumes dérivant de la position particulière d'une contrée, la fièvre typhoïde est endémique par exemple à Paris, le choléra dans les marécages du Gange, la dysenterie au Tonkin, la fièvre jaune dans l'Amérique du sud, etc.

Mais comment se fait-il qu'un sujet, influencé par l'impaludisme, pénétré par le contage cholérigène et étant en état de réceptivité, prenne, non pas le choléra, mais la dysenterie ? Comment se fait-il que les Arabes et les Abyssins, souffrant de la dysenterie, transmettent à Liverpool le typhus exanthématique ?

C'est que les contages de la dysenterie, du choléra, du typhus exanthématique sont analogues, de même essence, et se transforment suivant les conditions considérées comme accessoires et qui cependant jouent le rôle prépondérant.

Fièvre typhoïde ici, fièvre jaune là, autre part choléra, ailleurs dysenterie, de même que chez celui-ci se manifeste un érysipèle qui transmettra la fièvre puerpérale à celle-là, fièvre puerpérale capable de se transformer à son tour en scarlatine, tandis que la scarlatine produira une diphthérie, la diphthérie une simple angine, de laquelle pourront dériver des maladies septiques d'une autre espèce.

Tout dépend des conditions particulières ou des conditions géné-

(1) *Thomœ Sydenham opera omnia*. Londini, 1854.

2

rales qui créent la prédisposition individuelle, et la maladie évolue chez chacun avec des caractères variables, non pas seulement s'il s'agit de maladies différentes, mais encore s'il est question d'une même maladie. Il n'y a pas de maladies, a-t-on dit, il n'y a que des malades différemment impressionnés par le germe pathogénique, suivant les conditions individuelles de chacun, suivant les conditions générales de chaque région du globe.

Le professeur Jaccoud cite quelques faits du plus haut intérêt; j'en ai recueilli un certain nombre; il est possible d'en ajouter d'autres, en observant attentivement la filiation des diverses affections septiques, et nous arriverons à établir le fait de la *spécificité*, non du germe, du contage, du microbe, mais *du terrain*, soumis aux conditions d'hérédité, de tempérament, de régime, de temps, de saison, de climat, etc.

Le professeur Jaccoud n'a pas voulu dégager entièrement la conclusion des faits observés. Oui, il y a des déviations pathologiques, mais ces déviations sont de véritables transformations morbides, soumises à cette loi : *unité de la maladie infectieuse, variabilité des sujets affectés.* Il y a des déviations pathologiques : elle ne forment pas l'exception, elles constituent la règle.

VI

La question se présente donc ainsi : production d'une maladie infectieuse par un contage, qui, selon les circonstances particulières et générales, se métamorphose, d'où les variétés de la maladie.

L'*anatomo-pathologie* et la *symptomatologie* plaident-elles en faveur de ces déductions ?

A bien examiner de près l'origine première de tous les tissus, de tous les organes, on voit que tous proviennent du développement de l'œuf fécondé et que les cellules embryonnaires constitutives sont identiques à elles-mêmes. Les différences, consécutives au développement progressif du blastoderme, sont dues non pas à la variabilité des cellules, mais à la variabilité des fonctions, qui ont en définitive amené la variété des organes, des appareils, des systèmes, en vertu des lois de l'hérédité.

Retournez un polype, comme un doigt de gant, et la fonction dévolue au tissu interne passe au tégument externe, et réciproquement. Les tissus sont similaires, la fonction seule les différencie.

Il en est de même pour l'espèce humaine ; la fonction seule a créé la distinction des diverses parties de l'économie, et les lésions constatées dans les diverses maladies infectieuses se produisent sur des parties analogues.

Qu'il s'agisse de la variole, de la rougeole, de la scarlatine, du typhus abdominal, de l'érysipèle, etc., nous trouverons toujours comme lésions du côté de la peau l'*hyperhémie* des corps papillaires, avec *infiltration* plus ou moins abondante de *leucocytes*, pouvant aboutir à la *suppuration*, sous forme de pustules, d'abcès, de phlegmons ; *la diminution des globules rouges* du sang et *l'augmentation des globules blancs* ; les *enanthèmes* affectant les muqueuses de la bouche, du pharynx, des voies digestives, des voies respiratoires ; l'*hyperhémie* plus ou moins intense des *reins* pouvant aller jusqu'au degré le plus grave de néphrite ; les *inflammations* plus ou moins fréquentes des *viscères* et des *séreuses* : bronches, plèvres, poumons, cœur, péricarde, méninges ; l'*hypertrophie* du foie, de la rate, des ganglions mésentériques et autres, des follicules intestinaux, des plaques de Peyer, en général des *glandes vasculaires-sanguines*, des *organes lymphoïdes*, etc.

Car tels sont les caractères prédominants de toute maladie infectieuse : d'abord hyperhémie et infiltration de la partie de moindre résistance, puis développement des organes lymphoïdes, inflammations viscérales, hypoglobulie, leucocythémie.

Si la maladie suit une marche régulière, exempte de complications, tout se réduit, sous l'influence d'une médication appropriée, à un ensemble de lésions légères, facilement guérissables, et permettant, vu le siège d'élection, la différenciation de la variété de maladie. Mais si celle-ci s'étend, les lésions revêtent un aspect plus grave, se généralisent, frappant de préférence les organes lymphoïdes, produisant l'hypoglobulie, la leucocytose, se résolvant en dépôts purulents qui précipitent le dénouement.

Parfois les caractères anatomo-pathologiques sont tels que, à l'autopsie, ils ne permettent pas le diagnostic de la variété morbide. Dans les fièvres éruptives zymotiques, on peut admettre la similitude des lésions anatomiques, et quand les mêmes organes ne sont pas affectés, dans tous les cas ce sont des organes similaires.

Ces réflexions peuvent s'étendre à toutes les maladies infectieuses aiguës, fièvre puerpérale, angines, etc., les lésions étant d'autant plus accentuées, généralisées, semblables, que l'atteinte du mal est plus profonde, naturellement avec la différence du point de départ. Et c'est parce qu'il en est ainsi que de simples angines pourront être accompagnées d'albuminurie plus ou moins notable, suivies de parésie ou de paralysie plus ou moins nette.

La cause est la même, la lésion est la même ; différences dans l'intensité du mal, dans la nature de l'individu.

Si nous examinons les maladies infectieuses chroniques, la tuberculose, le carcinome, à part le processus plus lent du mal, à part les conditions particulières du sujet, nous arrivons au même résultat pour les lésions, qui aboutissent à l'hypoglobulie, à l'augmentation du nombre des leucocytes, à des lésions diverses se terminant en fait par la suppuration et amenant la mort par l'affaiblissement général de l'organisme ou par l'infection du sang ou septicémie.

Ainsi donc, quelle que soit la nature de la cause infectante primitive, cette cause est soumise, pour pouvoir produire ses effets, à un ensemble de causes prédisposantes modificatrices de la nature du germe morbide et les effets obtenus, dans les maladies aiguës et chroniques infectieuses, sont en dernier lieu la leucocythémie, la suppuration.

VII

Les objections ne manquent pas à cette théorie ; *la symptomatologie* seule suffit pour ébranler ces déductions.

Les diverses variétés d'affections septiques ont, il est vrai, un caractère et une marche telle que le praticien, dans la plupart des cas, peut diagnostiquer presque *à priori* le genre de maladie.

Mais s'il n'y a pas identité absolue dans le processus pathologique, il y a du moins des analogies remarquables. Et si l'on considère que la maladie s'attaque d'abord à un organe spécial constituant la partie de moindre résistance, que le trouble apporté au fonctionnement de cet organe amène une différence de symptômes, que les caractères pathognomoniques ne se manifestent pas toujours avec une égale précision, que les divers caractères du mal peuvent être modifiés par les mêmes causes qui agissent sur la genèse et l'étiologie, qu'enfin il faut étudier la filiation des cas intermédiaires, l'analogie apparaîtra plus évidente.

Que de cliniciens hésitent, avant l'apparition de l'exanthème, à reconnaître une variole, une rougeole, une scarlatine ! Que de fois seuls des accidents ou des symptômes tardifs permettent le diagnostic, quand il n'y a pas doute parfois jusqu'au dernier terme de la convalescence ! Que de difficultés souvent dans le diagnostic entre la granulie et la fièvre typhoïde !

Si la maladie se présentait toujours sous l'aspect des descriptions classiques, le doute ne serait jamais permis : mais pour un cas régulier, que de cas anormaux ! Et plus les procédés d'investigation se perfectionnent, plus se retrouvent dans les diverses maladies les mêmes troubles, les mêmes complications, les mêmes prétendues anomalies. Viendra-t-il, par exemple, à l'esprit du médecin de diagnostiquer une scarlatine, d'abord méconnue, sur la présence de l'albumine dans les urines, alors qu'on sait que toute maladie infectieuse, même la vulgaire amygdalite, peut présenter, à un certain moment, de l'albuminurie ? De même pour d'autres lésions ou d'autres symptômes. Enfin, à côté des cas bien nets et des cas plus ou moins réguliers, les formes intermédiaires ne permettent-elles pas des rapprochements instructifs entre les diverses maladies ?

La rougeole peut présenter les prodromes de la scarlatine ; j'ai vu la fièvre typhoïde débuter par l'angine et les symptômes très nets de cette affection ; j'ai l'observation d'une variole qui a débuté comme la rougeole, a évolué comme celle-ci pendant plus d'un septénaire et ne s'est révélée qu'avec l'apparition des pustules ; j'ai eu à constater un cas de fièvre typhoïde affectant le processus vague de la grippe, sans les caractères pathognomoniques de la fièvre, et foudroyant subitement le sujet par une hémorrhagie intestinale ; ne peut-on pas admettre des rapports bien manifestes entre la rougeole et la tuberculose, et la tuberculose elle même ne peut-elle être jusqu'à un certain point comparée à la carcinomatose, alors surtout que nous voyons la première résulter de la prédisposition créée par la production des règles chez la jeune fille et la seconde suivre l'arrêt des menstrues, etc.?

Il n'y a pas à le nier, quelque bizarres que paraissent ces déductions, l'esprit peut accepter cette analogie dans les causes perturbatrices, dans les lésions produites, dans les manifestations extérieures de la maladie, les différences étant imputables non pas à la nature du contage, mais bien plutôt à la nature de l'individu, suivant l'ensemble des causes modificatrices déjà énoncées.

De cette façon s'expliquent les faits si intéressants publiés par M. le professeur Jaccoud, et tant d'autres, déjà mentionnés par les auteurs ou passés inaperçus, parce que l'esprit est habitué à voir des distinctions profondes, là où elles ne sont qu'apparentes et soumises à des lois précises.

VIII

Une première distinction à établir dans l'étude des maladies infectieuses est celle des *maladies aiguës* et des *maladies chroniques*, car l'évolution de l'affection peut s'opérer en un court espace de temps

(fièvres éruptives zymotiques, pneumonies, méningite tuberculeuse, granulie, etc.) ou affecter un processus lent, chronique (tuberculose, carcinomatose).

Les affections, propres aux premières périodes de la vie, sont d'ordinaire essentiellement aiguës, à ce point que des maladies, qui sont
chroniques chez l'adulte et le vieillard, ont une grande tendance à
l'acuïté, dès qu'elles frappent un sujet plus jeune. Exemple : la
tuberculose.

Les maladies d'origine septique, qui sont le fàcheux privilège des
adultes et des vieillards, la tuberculose, si fréquente entre 40 et 55 ans,
le cancer, ont une marche plus lente.

Une seconde distinction s'impose : les maladies du jeune âge
comme de l'adolescence sont enclines, non seulement à l'acuïté, mais
aussi à la *généralisation* ; à l'âge moyen, elles se *localisent* plus
volontiers, tout en conservant un caractère aigu : pneumonie, bron-
chite, néphrite, etc.; et dans les périodes de déclin, elles ont de nouveau une tendance à se généraliser, mais en revêtant un caractère
atonique (bronchites des vieillards, cancer, etc.)

Ces diverses considérations sur la transformation des maladies infectieuses n'enlèvent rien à la valeur des classifications nosologiques,
car, même en admettant le principe de l'unité de la cause infectante, les
variétés de la maladie n'en subsistent pas moins.

IX

Je le répète, je reconnais volontiers le côté hypothétique de cette
étude sommaire. Je ne puis cependant me dissimuler que de l'examen
de ces faits, unité probable du contage, importance prépondérante des
causes particulières et générales modificatrices, similitude des lésions,
ressort un intérêt pratique pour le traitement des maladies infectieuses.

Nul doute que nous devons, plus que jamais, veiller à la stricte
application des règles de l'hygiène la plus sévère. Les maladies
infectieuses, aiguës ou chroniques, sont inoculables, transmissibles,
contagieuses, si les conditions créant l'état de réceptivité sont propices au développement morbide. La *prophylaxie* est donc le premier
devoir des médecins comme des administrateurs de la chose publique.
Ce n'est pas seulement l'*hygiène personnelle*, morale et physique,
qu'il faut recommander, mais aussi l'*hygiène publique.*

En ce qui concerne le *traitement* proprement dit, ce n'est pas la nature infectieuse de la maladie qui doit diriger la thérapeutique. Les *spécifiques*, recommandés à titre d'antiseptiques, ont échoué et sont appelés à un échec certain. En effet, ou bien ils agissent sur la cause d'infection, mais ils sont nuisibles à l'individu, car, pour qu'ils soient efficaces, ils doivent être administrés à des doses que l'organisme est le plus souvent impuissant à supporter ; ou bien ils sont insuffisants, et par conséquent inutiles.

Le traitement doit avoir pour indication primordiale d'empêcher les effets de la maladie. Or la résultante de toute maladie septique est l'hypoglobulie, la leucocythémie, la suppuration.

Et le meilleur moyen de réussite, c'est d'aider à la nature, en mettant l'organisme en état de résistance. Il faut nourrir les maladies zymotiques, suivant le précepte de Graves (1), en se conformant aux indications données par la marche du mal et par l'état des organes. Il faut donc alimenter le corps, restreindre dans la mesure du possible les pertes et, à défaut d'aliments solides que les malades ne sont pas toujours capables d'absorber ou pour lesquels ils ont de la répugnance, avoir recours à l'alcool sous toutes ses formes, à l'alcool médicament et aliment tonique, ayant comme adjuvants le quinquina, le café, le thé, les affusions d'eau froide, le lait, etc., car les *toniques* permettent au sujet d'atteindre avec le moins de risques le terme de la maladie. Bien plus ! l'alcool, l'eau froide, le quinquina ont aussi pour résultat direct de diminuer l'intensité des symptômes ordinaires, de prévenir ou de calmer les accidents graves, en agissant sur l'inflammation caractérisée par la fièvre, en favorisant l'apparition des exanthèmes, en détournant les complications viscérales, enfin en empêchant presque la multiplication des organismes infectants, si ceux-ci sont réellement la cause de la maladie. Antiphlogistiques, comme l'a bien fait ressortir M. Grancher (2), les toniques sont aussi, la plupart, antiputrides, antispasmodiques, révulsifs, etc., et remplissent ainsi les diverses indications qui découlent du processus des affections septiques.

Evidemment aux troubles prédominants constituant des complications, il faudra parfois opposer des remèdes spéciaux, mais rarement, et on le fera en ayant toujours soin d'appliquer ce sage précepte d'Hippocrate : *être utile au malade, ou du moins ne pas nuire* (3).

Quant aux maladies aiguës, moins généralisées que les fièvres dites éruptives, quant à la pneumonie par exemple, il est certain que la médication, tout en se préoccupant de l'état général, obéira aux indications précises fournies par l'état local. Mais là encore, l'usage

(1) *Leçons de clinique médicale.* Traduction de S. Jaccoud, tome I", Paris, 1863.
(2) *De la Médication tonique.* Thèse d'agrégation, Paris, 1875.
(3) Loc. cit.

des toniques constitue dans la majorité des cas la base de la médication.

Et si nous avons à faire avec les maladies infectieuses chroniques, l'indication n'est pas moins pressante : placer l'organisme en état de résistance, le maintenir dans les meilleures conditions possibles par une hygiène appropriée, par l'emploi d'une alimentation réparatrice, par la prescription impérieuse des toniques, qui sont d'autant plus indiqués que l'organisme est plus profondément affaibli. Et en fait la médication prescrite par le professeur Jaccoud (1) dans la tuberculose, sauf les indications accessoires, s'inspire de ce principe : fortifier l'organisme par un air pur et vivifiant, par une nourriture suffisante. Le Dr Brehmer, directeur de l'établissement de Gœbersdorf (Silésie) (2), ne s'éloigne pas de ce principe, pas plus que le Dr Dettweiler, directeur du sanatorium de Falkenstein, et ce principe est, je crois, en honneur parmi tous les médecins (3).

En tonifiant l'organisme, on s'oppose à l'hypoglobulie, à la leucocytose, aux accidents ultimes caractérisés par la suppuration. Et aux toniques et aux reconstituants déjà usités : air, alimentation, alcool, arsenic, phosphate de chaux, se joindront certainement le fer et l'oxygène, dont les indications dans la tuberculose se préciseront peu à peu.

Ce qui est vrai pour cette dernière affection, ne l'est pas moins pour la diathèse cancéreuse, où l'indication précise est de fortifier l'organisme, de relever les forces, de s'opposer à l'hypergenèse des leucocytes.

Le traitement du cancer par les toniques et les reconstituants, air, alimentation, fer (que j'ai employé sous la forme du sirop d'iodure de fer), arsenic, quinquina, etc., m'a donné des résultats inespérés dans deux cas, où il m'a été donné d'appliquer ce traitement ; je regrette que les circonstances ne m'aient pas permis de suivre cette expérience.

J'ai la conviction que les recherches, tentées dans cette voie, aboutiront, surtout si la médication est instituée à temps. Dans tous les cas, si nous n'obtenons pas la guérison, qui dépend aussi beaucoup du tempérament individuel, du moins nous pourrons compter sur de notables rémissions, sur de grandes améliorations.

---

(1) *Curabilité et traitement de la phthisie pulmonaire*, Paris, 1881.
(2) *Die therapie der chronischen Lungenschwindsucht.*
(3) Voir le magistral traité de MM. Hérard, Cornil et Hanot, sur la *Phthisie pulmonaire*, Paris, 1888.

X

J'arrive au terme de ces considérations générales.

Je crois avoir suffisamment attiré l'attention sur ce point : *le contage paraît un et joue un rôle secondaire, les causes dites prédisposantes sont prépondérantes,* et les malades, suivant les conditions individuelles, locales et générales, sont diversement impressionnés par le germe morbide.

De la brève discussion, à laquelle je me suis livré, ressort cet autre fait : *analogie des maladies infectieuses,* qui sont similaires quant aux effets et aux lésions.

Notre devoir est de *prévenir la maladie* par la sévère application des règles de l'hygiène personnelle et sociale, comme par toutes les ressources de la prophylaxie.

La maladie déclarée, il faut chercher à la guérir, non pas en traitant tel ou tel symptôme ou en s'attaquant à telle ou telle cause pathogénique, mais bien en donnant au sujet la force de résister au choc morbide, et ce n'est pas par la médication antiseptique, anticausale, qu'on atteindra à ce résultat, mais bien par la *médication tonique et reconstituante.*

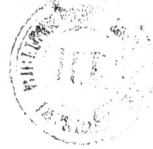

NICE — IMPRIMERIE V.-EUG. GAUTHIER ET C°

284